U0320403

医家医著学中医

主编 王 蕾

编委 （按姓氏笔画排序）

牛 力 钱昆虹

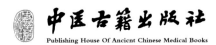

中医古籍出版社

Publishing House Of Ancient Chinese Medical Books

前 言

中医药学凝聚着深邃的哲学智慧和中华民族几千年的健康养生理念及其实践经验，是中国古代科学的瑰宝，也是打开中华文明宝库的钥匙。

青少年是中医文化继承和传播的未来和希望。用喜闻乐见的形式将中医文化传递给孩子们，让他们尽早接触中医、认可中医、喜爱中医，中医文化的传承才有根基。

本套书的作者来自天津中医药大学和中国中医科学院，他们既是中医从业者，又是年轻的父母。讲好中医故事是中医人的使命，给自己的孩子讲中医又多了一份亲情和责任。作者们从自身专业出发，又从为人父母的视角，用心在给自己的孩子们写好中医故事，讲好中医故事。应该说这不仅仅是一部中医故事读本，更是当代中医人对下一代的期望和爱……

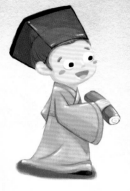

目 录

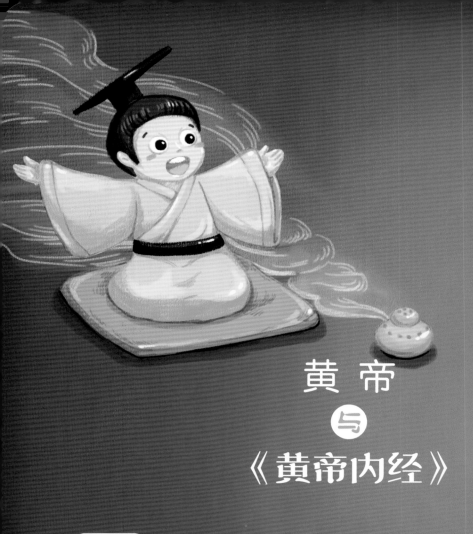

黄帝
与
《黄帝内经》

读一读

　　在我国的神话传说中有一位名叫"黄帝"的氏族首领，黄帝非常关心百姓的疾苦，常会和臣子一起商讨医学问题。黄帝身边的臣子有很多是精通"大道"的能人志士，他们各有专长，黄帝的"医学疑问"居然十有八九得到了答案。黄帝很高兴，便命令身边的人："今后我与'岐伯'讨论的医学知识，你们一定要马上记录下来，让百姓都能明白保养身体的道理和方法。"这些记录来自黄帝和臣子们的智慧，代表了当时人类对医学认识的最高水平。经过几代人的共同整理，不断完善和深入解释，《黄帝内经》终于呈现在世人的面前。所以，《黄帝内经》实际上并不是一人所著，只是冠以"黄帝"之名，意在溯源崇本。

学一学

中医关于"睡觉"的认识是非常有趣的。《黄帝内经》解释为：人们睡觉和觉醒的规律与天上日月星辰的运行规律一致，太阳升起时人体觉醒，太阳落下后人体困倦。如同海

《黄帝内经》分《灵枢》《素问》两部分，是我国现存最早的医学典籍。《黄帝内经》是一本综合性的医书，是中医四大经典著作之一，建立了中医学的"藏象学说""经络学说""病因学说"等学说，奠定了中医人体生理、病理、诊断以及治疗的理论基础。

水的潮涨潮落一样，都是遵循日月运行的规律。由于年轻力壮的人身体内的脉道通畅，因此气血运行的规律与日月运行的规律非常容易获得一致，睡觉的节奏就非常好，睡眠的时间也比较长。但是，老年人就不一样了，因为脉道不畅，气血运行不规律，睡眠就失去了正常的秩序。

想一想

同学们，在"学一学"中你们看到了一个关于睡觉的"小规律"——我们在小时候需要的睡觉时间比较长。试着思考一下其中的道理是什么呢？也可以向黄帝学习，虚心向身边的同学、老师和父母求教哦。

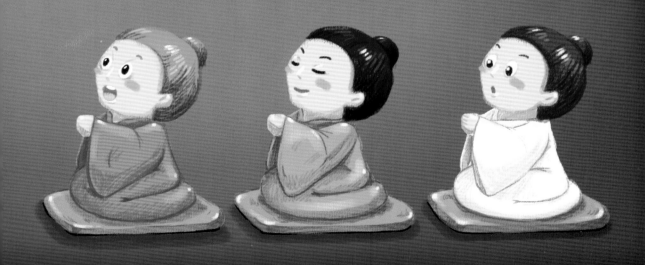

扁 鹊

与

《黄帝八十一难经》

　　《黄帝内经》成书后不久，随着医学的发展，人们发现书中存在一些问题，所以后世医家对《黄帝内经》进行了一场"问难 (nàn)"，并且设定了 81 个问题，仍旧沿用了黄帝向岐伯等人"求问"的形式。著书者"托名"扁鹊，作为《黄帝八十一难经》的作者。为什么要借名扁鹊呢？让我们先来认识一下扁鹊吧。扁鹊 (公元前 407—前 310 年)，姬姓，秦氏，名缓，字越人，是春秋战国时期的名医。扁鹊医术高超，精通各种疾病的治疗，受

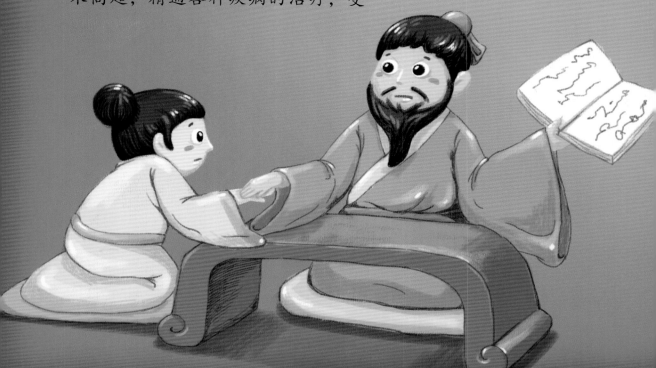

到人们的尊重。扁鹊的本名叫秦缓，当时的人们借用黄帝时期的神医"扁鹊"的名号来称呼他。《黄帝八十一难经》的作者们为了引起世人的注意，所以"托名"扁鹊。

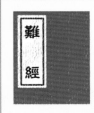

《黄帝八十一难经》简称《难经》，该书对脉学有详细而精当的阐释。在这场意义重大的"问难"中，中医的诊脉方法有了很大进步。从最麻烦的从头摸到脚的"遍身诊法"简化到了"寸口诊法"（也就是我们现在常见的中医诊脉方式）。自此之后，诊脉变得简便易行了。书中还对经络学说和脏腑中命门、三焦的论述有所阐发和发展。

学一学

同学们，在上面的小贴士中，我们提到了中医的一种诊断疾病的方法——脉诊，大家可以试着用自己的左手在右手腕靠近大拇指的一侧仔细寻找右侧的脉搏搏动处。左右手可互换。当我们将 1 分钟脉搏搏动的次数与心脏跳动的次数相互比较后，会发现什么情况？这个结果说明了什么问题呢？

想一想

同学们，大家一定听过《扁鹊见蔡桓公》的故事吧，故事中扁鹊几次远远地看到蔡桓公就能够推断出他的疾病情况。这就是中医诊法中神奇的"望诊"，请大家想一想"为什么人的外貌特征会与疾病有关呢？"

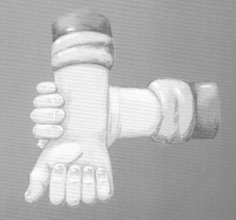

神 农
与
《神农本草经》

读一读

在我国的神话传说中，上古时期还有一位名叫"神农"的氏族首领，相传他将播种五谷的技术传授给人类，使得人们的生活得到了根本的保障，所以也被尊为中华民族的祖先之一。神农氏经常会留心观察各种植物对人体的影响，发现可以作为食物的就立即尝试亲手耕种；感觉食用后身体不舒服的，便告诫人们不要随意食用。这个传说也被后人描述为"神农尝百草，一日而遇七十毒"。到了秦汉之际，人类累积的关于草药的知识已经非常丰富，有很多熟悉药物特征的医学家都为整理中药资料做出了努力，最终在东汉时期集结整理为《神农本草经》。如同《黄帝内经》和《黄帝八十一难经》的成书一样，这部托名"神农"所作的《神农本草经》也并非出自一时一人之手。

学一学

有关中药的知识真是太多了，历经数千年的传承，很多了解中药特性的人为中药编创出了各种耐人寻味的"小故事"，比如益母草、白芍、茵陈、杜仲、麻黄……请同学们在网络中搜索相关的故事资料

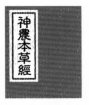

《神农本草经》共收录了365味药物，与一年365天相吻合。这并非是一个巧合，而是因为古人认为天地间的植物种类、人体生长规律、疾病发展都与自然息息相关，因此用药也必须与天地运行的规律相一致，即一药应于一日。这是古人对自然界变化规律的一种非常朴素的理解。事实上，当时已知的中药种类已经远远超过365味。这次史无前例的药物总结，堪称中国历史上第一次大规模的药物经验集成。

一起分享和体会这些中药故事中的"小道理"，感受每一味中药的治疗特色吧。

想一想

同学们，有一些中药的名字不知道你们有没有听说过？比如山药、大枣、生姜、山楂、薄荷和甘草等，这些中药有的是"桌上美味"，有的是"袋中零食"，有的是"杯中清茶"……与我们日常生活有着或多或少的联系。通过今天讲述的"神农尝百草"的故事，你们有没有感觉到"药食同源"的主要原因是什么？除了刚刚提到的几味中药，你们还能说出哪些日常生活中经常接触到的中药呢？

张仲景
与
《伤寒杂病论》

读一读

在我国东汉末年的乱世之中，生活着一位名医——张仲景，他本名张机，字仲景。幼时的张仲景聪明好学，尤其酷爱读书。仲景10岁左右的时候，拜同乡医生张伯祖为师，学习医术。张仲景学医刻苦专注、敬重师长，深得伯祖喜爱，于是伯祖便将毕生所学毫无保留地传授给了仲景。东汉献帝建安年间疫病流行严重，成千上万的人被病魔吞噬，以致出现了十室九空的空前劫难。张仲景的家族本来人丁兴旺，却因为传染病的流行，不到10年便有超过半数的人死去了。

张仲景目睹家族的衰落，天下的战乱，痛下决心，潜心研究医学。他仔细研读古代医书，拜访名医，广泛搜集古今治病的有效方药，集众家之所长，终于创作完成了一部名为

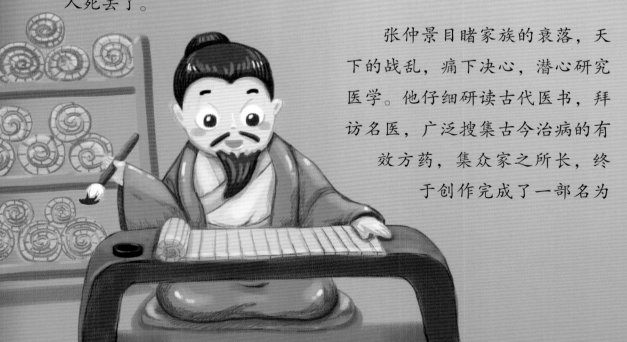

《伤寒杂病论》的书籍，针对当时的流行病提出了治疗方法，挽救了很多人的生命。

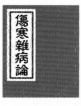

《伤寒杂病论》总结了公元3世纪以前的中医临床经验，包括治疗伤寒和杂病两部分。该书在中医辨证论治方面有着突出的成就。更为难能可贵的是，书中的处方直到现在仍然能够很好地治疗疾病，可以称得上"数千年来活人无数"。人们看重这些医治疾病的处方，将《伤寒杂病论》奉为"方书之祖"，更尊称仲景为"医圣"。

学一学

同学们，在"读一读"中我们了解到了仲景的家族曾经被一种传染病严重影响，很多人因此失去了生命，那么，这种传染病是什么呢？它就是"伤寒"，简单来说就是人体被环境中的一种致病物质影响，在一个比较集中的时间内很多人同时感染发病，出现身体发热、全身无力、食欲下降、咳嗽胸痛、咽喉肿痛等相似症状，如果得不到及时救治，病情就会迅速加重，最终死亡。当时，由于人们没有先进的检查手段，不可能认识到细菌、病毒等这些病原体，便用"伤于外界风寒邪气"来描述。这便是《伤寒杂病论》中"伤寒"的来历。

想一想

中国民间流传着一句话——时势造英雄。同学们，今天我们读到了关于"医圣"张仲景的故事，这是一位生活在乱世，历经坎坷的医林圣贤。请大家结合仲景的经历想一想"乱世出英才"的道理，历史上还有哪些名人是生活在乱世中的呢？

皇甫谧
与
《针灸甲乙经》

皇甫谧（mì），字士安，晚年自号"玄晏先生"，是魏晋时期著名的历史学家、医学家，东汉名将皇甫嵩的曾孙。皇甫谧幼年时被过继给了叔父。他在幼时十分贪玩，到了 20 岁仍不喜欢读书。有一天，皇甫谧从山林中摘回了许多野生瓜果给叔母吃，本想让叔母高兴一番，却不曾想叔母泪流满面地对他说："如果你不好好学习，没有半点本事，就算是用上好的酒肉来孝敬我，也是不孝的。我只希望你有上好的才学，提高修养、学习知识都是对你自己有益的事，难道还能对我们有什么好处吗？"皇甫谧听了这番话，羞愧难当，便立志努力学习，不敢再有丝毫懈怠。

皇甫谧 40 岁时患了"风痹"，非常痛苦，全身关节的疼痛让皇甫谧生不如死，但他对学习却没有丝毫怠慢。甚至说："朝闻道，夕死可矣。"意思是，如果早上明白了一个道理，就算晚上便死去，也是值得的。在患病期间，皇甫谧阅读了大量的医书，尤其对针灸学十分有兴趣。但是随着研究的深入，他发现以前的针灸书籍深奥难懂且错误百出，十分不便于学习和理解。于是他悉心钻研，编著完成了我国第一部针灸学著作——《针灸甲乙经》，一直流传至今。

学一学

同学们，你们一定听说过"经络"和"穴位"吧，比如督脉、任脉、晴明穴、足三里穴和太阳穴等。其实，在我们身上还有很多的经脉和腧穴，试着找出一些腧穴，学一学常用的手指点压法、拇指按揉法，在自己或小伙伴身上点一点，感受一下穴位点上的酸、麻、胀、重的感觉吧。

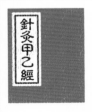

想一想

在今天的故事中，我们了解到了皇甫谧的求学之路，从幼时的顽劣，到青年的顿悟，直至壮年的辉煌，历史上每一位成功者

《针灸甲乙经》是我国现存最早的一部针灸学专著，也是最早系统论述中医针灸学理论的一部著作，书中包括取穴原则、针刺禁忌和针灸治疗等方面的内容。

都有着不同的人生经历，在你们曾经读过的名人传记中还有哪些成功者的经历让你记忆犹新？想一想今天的我们能够从他们身上学到什么？和身边的同学们一起分享吧。

葛洪
与
《肘后救卒方》

读一读

　　葛洪是东晋时期著名的医学家，13岁时丧父，从此家道中落。年幼的葛洪嗜书如命，尤其钟爱道教著作，常常为了读书，白天上山砍柴，用卖柴得到的微薄收入换回纸张、笔墨，晚上回到家中努力抄写学习，直至深夜。

　　在葛洪生活的年代，很多道教学者倡导"道士兼修医术"，认为修道的人如果连自己的疾病都不能治愈，更不要说"得道成仙"了。因此，葛洪读书时便十分留意医学知识，此后逐步开始为身边的人诊治疾病。

　　在行医过程中，葛洪留意到老百姓在遇到急性传染病的时候，常常因为请不到高明的医生或者无力支付医药费而束手无策。因此，葛洪格外留意这类疾病。经过长期的研究，他提出：急性传染病不是鬼神引起的，而是由于自然界中的

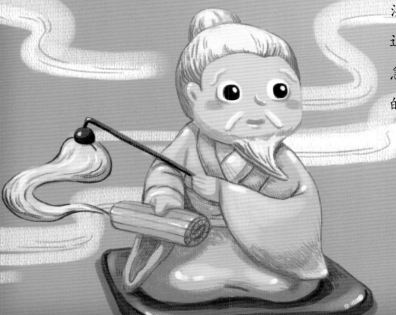
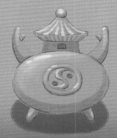

一种"疠气"——相当于我们今天说的"病毒""细菌"所引起。在1600多年前的晋代，葛洪能够有这种认识，的确很了不起。葛洪立志要找到最迅速、最有效、最廉价的治疗急性传染病的方法，这就是他编著《肘后救卒方》的主要原因。该书浅显易懂，包含了常见急性传染病的症状和简单易行的治疗方法，受到老百姓的普遍欢迎。中医学能够在数千年间取得不断的进步，与这些医学家的努力密不可分。

学一学

2011年9月美国拉斯克临床医学奖和2015年10月的诺贝尔生理学或医学奖分别授予了一位中国的老人——屠呦呦，为了奖励她成功

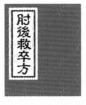

《肘后救卒方》是我国第一部记录治疗急性传染病方法的著作。书中记载有治疗常见急性疾病的药物及简便疗法，包括内服方剂、推拿按摩、灸法、正骨等内容，十分实用。

发现了一种治疗疟疾的特效药——青蒿素，挽救了世界上数百万人的生命。而屠呦呦正是从葛洪的书中得到的启发。屠呦呦是第一位获得诺贝尔奖的中国本土科学家，整个中国，甚至整个世界都为之哗然。人们开始对这项伟大的发现产生了兴趣，很多人一夜之间听说了"青蒿素"这个药。同学们可以在网络上搜索关于"青蒿"的图片和文字，学习和了解一下这味让世界都震惊的药物究竟藏了什么特殊功能。

想一想

同学们，上面我们了解了一部名叫《肘后救卒方》的书籍，古人起书名是非常严肃的，请大家结合葛洪编写《肘后救卒方》的目的，以及书中的主要内容想一想"肘后"和"救卒"的意思是什么呢？

巢元方
与
《诸病源候论》

　　巢元方是隋代著名的医学家，学识渊博，曾任太医博士，主要为政府培养高级的中医医生。他不仅课讲得好，医术也非常精湛。宋代传奇小说《开河记》中有一段关于巢元方治病的记载：隋大业五年，时值八月，负责开凿运河的总管患风逆症，全身关节疼痛，起坐即头晕作呕，诸医诊治无效，隋炀帝命令巢元方前往治疗，几副汤药后，症状便缓解了。遗憾的是，他的治疗方法没有借由著作流传下来。所幸仍有一部传世的医学书籍——《诸病源候论》将他对于很多疾病的理解详细地记载了下来。

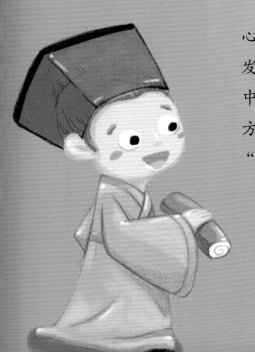

　　这位生活在隋代的中医"老教授"，一生潜心研究医术，在教学中整理医学理论，在治病中发现疾病不易被察觉的征象。在《诸病源候论》中我们不仅可以看到前代圣贤辨治疾病的方法，更可以读到那些未曾记录在案的"亮点"，这些凝聚了巢元方毕生

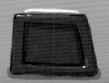

心血的研究资料，在中医识病与诊病资料中堪称是"前无古人，后无来者"！

《诸病源候论》成书于公元610年，由巢元方奉皇帝命令主持编撰而成，书中分别论述了内、外、妇、儿、五官等各科疾病的发生、发展，以及人体在疾病过程中的主要变化，是认识疾病的"必读之物"。由于巢元方对资料清晰地分类和筛选，使得这些本来艰涩难懂的中医学理论变得简单明了。

学一学

我们来了解一下"太医署"。这个部门是我国古代医疗和医学教育的机构，最早设立于南北朝时期，隋唐时期逐渐完善。太医署以医药的管理为主，医学教学次之。随着政府对医学教育的重视，太医署在隋唐时教学功能不断加强，是世界医学史上最早的医学教育机构。负责教学工作的人员包括博士、助教、师、工等。今天我们介绍的巢元方就是职位最高的"博士"，相当于当代大学中的"教授"了。

想一想

《诸病源候论》中记载了许多我们经常听到的疾病，如人体寄生虫病，内容包括寄生虫的形态及感染途径。尤其对于绦虫病，书中明确指出其是由于吃了半生不熟的牛肉和生鱼所致，并说"白虫相生，子孙转大，长至四五尺，亦能杀人"。同学们可以想象一下绦虫的形态，想一想我们应该如何预防绦虫病？

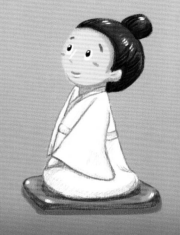
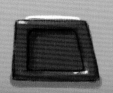
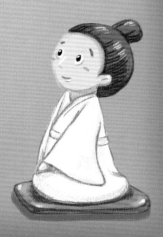

孙思邈
与
《千金方》

读一读

西魏大统七年，孙思邈出生于一个贫穷农民的家庭。他从小就聪明过人，18岁立志学医，20岁即为乡邻治病。他不仅对医书中的理论有自己的想法，而且非常重视民间验方。孙思邈对于中药尤为看重，认为只有准确了解药物特性，才能更好地治疗疾病。为了准确认识药性，孙思邈上峨眉山、终南山，下江州，隐居太白山，边行医，边采集中药给患者应用。一旦发现前代药物认识中错误的地方，他就认真地进行修改，发现欠完整的内容就马上进行补充。

唐太宗即位后，召孙思邈入京师长安，见到他70多岁竟能容貌气色、身形步态皆如少年一般，十分感叹："有道之人真是值得人尊敬呀！像羡门、广成子这样的人物原来世上竟是有的，怎么会是虚言呢？"太宗想授予孙思邈爵位，但孙思邈心怀患者，婉拒了太宗的好意。

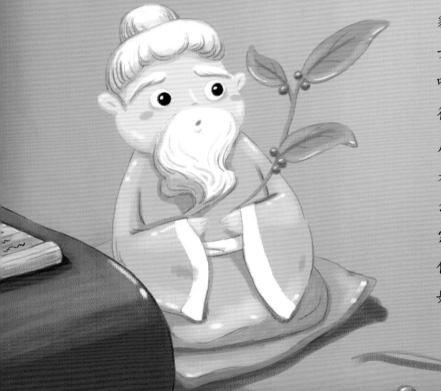

回到家乡的他，手不释卷，药不离身，笔耕不辍，历时多年编著完成了《千金方》，将他毕生的医学感悟流传后学。纵观古今，孙思邈高尚的医德和过人的医术都是令人敬仰的，故此后世尊称他为"大医"。

学一学

同学们，你们也许听说过孙思邈是一位高寿的老人家，关于他的年龄说法很多，但是无论如何，超过 100 岁是个不争的事实。这个生活在唐代的老

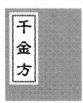

《千金方》是中医学经典著作之一，是一本综合性临床医著，被誉为中国最早的临床百科全书。《千金方》总结了唐代以前的医学成就，对后世影响很大。

人家对养生的方法的确是非常有研究，咱们跟着他一起学一学如何更健康地生活吧。

孙思邈的养生十三法有：发常梳、目常运、齿常叩、漱玉津、耳常鼓、面常洗、头常摇、腰常摆、腹常揉、摄谷道、膝常扭、常散步、脚常搓。

想一想

关于孙思邈诊治患者的奇闻异事有很多，其中有这样一个小故事：一次，孙思邈路遇一队送葬之人，队伍过后，地上的几滴鲜血引起了他的注意。他连忙追上送葬队伍，寻问原因，原来棺内躺着一位少妇，因难产刚刚去世。孙思邈俯身去嗅闻血迹，断定或可一救。于是他说服死者的亲人，打开棺盖。只见他找准穴位，一针下去，片刻，少妇全身抽动，慢慢苏醒，顺利生下一名男婴。孙思邈不仅有高超的医术，还有医救众生的慈悲之心。想一想，如果你是孙思邈，遇到这种情况，会怎么做呢？

钱 乙
与
《小儿药证直诀》

读一读

　　钱乙，字仲阳，山东郓城人，宋代著名医学家，擅长治疗儿科疾病，大约生活在公元1032年至1117年。

　　钱乙幼年丧母，父亲钱颢（hào）是一名医生，笃信"寻仙问药"，在钱乙3岁时，钱颢抛下年幼的钱乙"东游海上，不复返"，走上了"寻仙"之路。所幸的是，在钱颢离开后，钱乙的姑父和姑母收养了他，对其视如己出。钱乙的姑父姓吕，是当地一位小有名气的医生，钱乙跟在姑父的身边耳濡目染地对中医学产生了浓厚的兴趣。钱乙的姑父在临终时将他父亲离家寻仙的事情告诉了钱乙，钱乙得知后嚎啕大哭，并对姑父说："您待我如同亲生，将我抚养成人，我一定会把您当成亲生父亲来看待。"在姑父去世后，钱乙厚葬了姑父，并且为姑父的女儿——他的表姐寻得了一

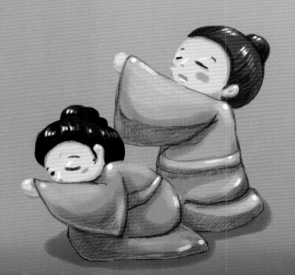

个家境和人品都不错的丈夫。在妥善安置了表姐后，他便开始寻觅父亲的踪迹，历经数次的波折，最终寻访到父亲，并将老人家接回家乡，尽心侍奉直至父亲去世。钱乙对至亲、患者的体悟与理解支持着他在医学的道路上无畏艰难，并最终获得了世人的认可。

钱乙的个人经历也使得他对儿童抱有极大的同情心，这种同情心最终上升为一种博爱的精神，成为他为儿科奋斗的动力，并最终成为一代儿科大家。钱乙对中医儿科学的贡献集中反映在他的代表著作《小儿药证直诀》中。

学一学

中医在使用中药治疗疾病时经常会有一些令大家意想不到的选择，比如在钱乙给宋神宗的儿子医治"瘛疭"的时候，他就选择了一味名叫"灶心土"的中药，利用它良好的调理脾胃的功能很快治愈了疾病。同学们，请利用网络搜索一下关于"瘛疭"和"灶心土"的信息，了解一下"瘛疭"相当于现在的什么疾病？"灶心土"究竟是什么？

想一想

中医学称儿科为"哑科"，用以形容诊治儿科疾病如同跟哑巴交流一样，需要用极大的耐心，并且具备精湛的诊疗方法才能获得好的效果。同学们，请你们想一想儿科被称为"哑科"的主要原因是什么？

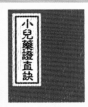

《小儿药证直诀》是中医儿科学专著，成书于宋宣和元年（公元1119年）。书中强调：小儿身体内的脏器虽然已经成型，但是其生理功能尚不完善，如同小草刚刚从地下萌发出来一样，非常娇嫩，因此治疗小儿疾患不仅要注意对抗致病因素，更应该同时注重对小儿身体的调护。从这个角度出发，钱乙为小儿创制了许多特定的处方，包括我们现在最熟悉的六味地黄丸都是出自《小儿药证直诀》呢！

宋 慈

与

《洗冤集录》

　　宋慈，生于宋代，祖籍福建建阳，是我国乃至世界医学界杰出的法医学家，被称为"法医学之父"。

　　宋慈的父辈是朝廷官吏，为他取名为"慈"，字惠父，寄托着这个家族的理想。"慈惠父"三字可以这样解释：期望他将来成为一个恩德慈及百姓，贤名垂于青史的父母官。祖辈对宋慈的期望在潜移默化中对他产生了巨大的影响。宋慈在20余年的官宦生涯中，一直从事司法刑狱。由于他是儒者出身，本无医药学及其他相关科学知识。为弥补这一不足，他一方面刻苦研读医药著作，把有关的生理、病理、药理、毒理知识及诊察方法运用于检验死伤；另一方面，认真总结前人的经验，一边学习，一边应用，将当时居于世界领先地位的中医药学应用于刑狱检验，使他积累了丰富的法医检验经验。

　　《洗冤集录》是宋慈的代表著

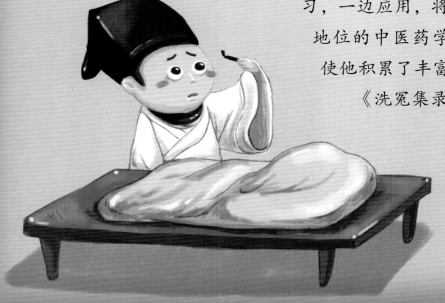

作，凝聚了他毕生法医检验的心得，此书一经问世就成为当时和后世刑狱官员的必备之书，几乎被奉为"金科玉律"。书中详细的检验程序，凸显出宋慈求实求真的科学精神。今天，当我们看到《洗冤集录》时，在感叹书中博大知识的同时，更加应该为宋慈孜孜不倦、严谨求实的治学态度肃然起敬。

想一想

在这本《洗冤集录》中，相当多的认识和方法在今天看来都是正确的、科学的，很多知识直到现在仍在使用。书中对于溺水、中毒、中暑、冻伤等的急救方法，虽未能尽善尽美，但瑕不

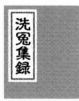

《洗冤集录》是一部法医著作，又名《洗冤录》《宋提刑洗冤集录》。成书于淳祐七年（公元1247年）。本书内容丰富，见解精湛，虽然有一些论述、分析欠妥当的内容，但绝大部分内容都来源于实践经验，是中国较早、较完整的法医学专著。

掩瑜，其中有很多方法值得赞许。例如人工呼吸法，仍是今日救治自缢、溺水的必要方法。同学们，你们还能想到哪些用于急救的方法？

学一学

同学们，有关宋慈的故事有一部名为《大宋提刑官》的电视连续剧，剧中提到宋慈曾任"提点刑狱"，这是事实。那么，这个提点刑狱的官职究竟是什么性质呢？"提点刑狱"也被称为"提刑官"，是我国宋代特有的一类官职，相当于当今社会的法官兼检察官，主要负责刑狱内的日常公事、核准死刑等。这个官位的设立也表明了宋代对刑法的重视。

刘完素
与
《素问玄机原病式》和《宣明论方》

　　刘完素（金元四大家之一），约生活于公元 1110 年至 1200 年，字守真，别号守真子，自号通元处士。河北河间人，故又有"刘河间"之称。刘完素自幼聪明好学、喜读医书，在 25 岁的时候，他的母亲突然患了重病，曾经 3 次请医生治疗，都没有获得好的疗效，不久其母便因病去世了。这段不幸的经历，使刘完素悲痛欲绝，感慨万千，恨自己不懂医学而延误了母亲的性命，从此便立下志向，专心学医。

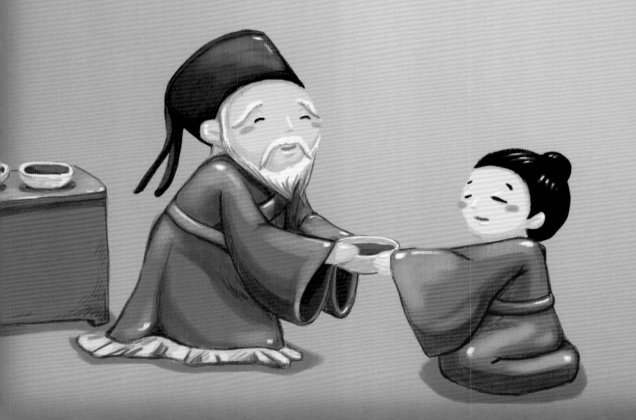

刘完素阅读医书，对《黄帝内经》尤其重视，朝夕研读，手不释卷，终得要旨。他根据书中的医学道理，结合当时民众生活起居、北方气候变化等特点，认为前人流传下来的一些治疗疾病的思想和方法已

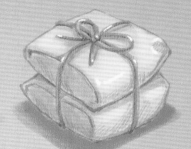

不适用于当时。刘完素突破了很多思想的束缚，创制了许多更为有效的处方，这种敢于突破前人的创新思想在历代医学家中实属罕见。他的学术成就主要记录在《素问玄机原病式》和《宣明论方》之中。

学一学

刘完素生活在宋末金初，河间地区又是金人进攻中原时的主要战场之一。所谓"大乱之后必有大疫"，当时天灾横行，疫病蔓延，疾病横生。很多疾病都属于传染病，症状以发热为主。于是，刘完素便采用"热者寒之"的治疗法则，使用寒凉的药物进行治疗。同学们，当你们感冒发烧时，如果医生开出了一些中成药，一定要留心注意一下药品说明书中的"药物组成"，再查阅一下药物的性质，你就会明白"热者寒之"的道理了。

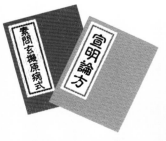

《素问玄机原病式》和《宣明论方》是刘完素的重要医学著作。其中，《素问玄机原病式》约成书于公元1152年，该书是中医病机学说的重要著作，书中以大量篇幅论述了"热"和"火"的病证、病机，反映了刘完素的寒凉派学术思想。《宣明论方》约成书于公元1172年，书中把《黄帝内经》记载的六十一种病证加以解释与论述，并制定六十二个方剂与其配合。

想一想

同学们可以思考一下，刘完素这种"师古而不泥于古"的治学精神在我们日常的学习和生活中有什么积极的意义呢？

李杲
与
《脾胃论》

　　历史上的金元时期，烽烟四起，百姓为避战乱而四处逃亡，这是一个十足的乱世！但往往是这样的乱世，方能成就那些名垂青史的英豪。中医学发展的里程碑上，还有这样一位名医应时而出，他就是李东垣。

　　李杲（gǎo）（公元1180—1251年），字东垣，著名的"金元四大家"之一。李杲是富贵人家的子弟，少年时的李杲就以洁身自好、品行端庄闻名乡里。然而在李杲20多岁时，母亲患病，请了许多医生治疗都无效，最终糊里糊涂地病死了，自此李杲便立志学医。为了找到当时最优秀的医生拜师学习，他曾多方打听，最终选定拜张元素为师，并持重金前往拜

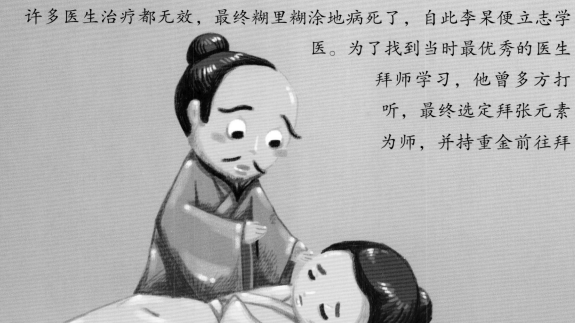

访。张元素不要重金，最终打动张元素的是李杲求学的志向。

当时世间战乱频繁，瘟疫流行，很多医生都认为传染病都是由于感受了外来邪气，必须用攻邪的方法，但是李杲却另辟蹊径地应用调治体虚的方法进行治疗，重在调理胃气，逐步形成了一种系统的独创性理论——脾胃学说，并在临床

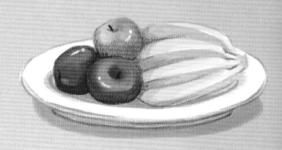

上获得了奇效，不仅挽救了百姓的性命，也因此打开了医名。

想一想

李杲有一张名为"普济消毒饮"的方子用于治疗当时盛行的"大头瘟"非常有效，因此李杲将其抄刻于街边的木板上，方便患者按方抓药。这种大头瘟具有很强的传染性，最开始发病的表现是怕冷发热、头面红肿疼痛，继而发热加重，烦躁不安，头面红肿疼痛加重，咽痛。请同学们想一想大头瘟类似于今天的什么疾病呢？

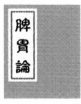

李杲提出"内伤脾胃，百病由生"的论点，这些具有创新性的医学理论汇集在他的著作《脾胃论》中。《脾胃论》是李杲创导脾胃学说的代表著作，其中所创制的补中益气汤、调中益气汤、升阳益胃汤、升阳散火汤等至今仍为临床所习用。

学一学

在读一读中我们提到了李杲非常重视且善于调理脾胃，他曾经说"脾胃内伤，百病由生"。李杲为什么会这样认为呢？简单来讲，人体需要大量的能量才能维持每天正常的生活和学习，而这些能量都来自于我们每日的饮食，而饮食的消化和吸收又和人体的脾胃密切相关，因此只有拥有强健的脾胃，才能获得生命的活力！

朱震亨
与
《局方发挥》和《格致余论》

　　朱震亨，字彦修，生活于公元 1281 年至 1358 年，元代著名医学家，浙江义乌人。因他出生的赤岸镇有一条溪流名叫"丹溪"，所以学者多尊称他为"丹溪翁"或"丹溪先生"。

　　朱震亨 30 岁时因母亲患病无人能治，便立志学医。经过 5 年刻苦钻研《黄帝内经》等经典医书，克服了学医道路上的种种困难，朱震亨不仅治好了母亲的重病，而且更加坚定了日后从事医学的志向，此时朱震亨已经 35 岁。在强烈的求知欲驱使下，朱震亨只身前往东阳拜理学大师许谦为师，专攻理学，并将理学与医学理论相互结合，提升了对医学理论的理解。当朱震亨 40 岁时，许谦患病卧床不起，便诚心鼓励他继续学医。于是朱震亨放弃了仕途，专心于医学，此时的他急切地需要一位精通医学的良师。

　　功夫不负有心人，当朱震亨 44 岁时拜师

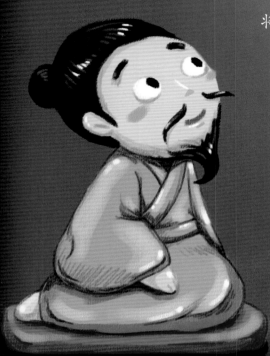

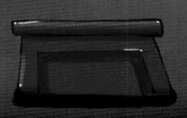

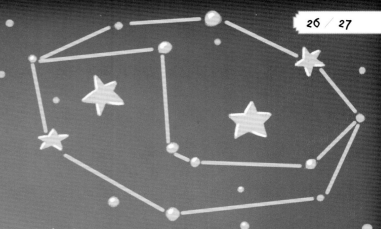

于杭州名医罗知悌，罗知悌是刘完素的再传弟子，学富五车，罗知悌将其毕生所学尽传于朱震亨。

学一学

　　同学们，今天我要讲一个非常难的中医理论给你们听。它来自于朱震亨，这个理论就是"阳常有余，阴常不足"。朱震亨用了一个自然界的现象对其进行形象的描述，即：天空中的太阳总是圆的，但是夜空中的月亮却有阴晴圆缺的变化，若把太阳比作阳，月亮比作阴，那么天地间的阴阳就是"阳常有余，阴常不足"，很难达到绝对的平衡。这个看似简单的描述，其实是我们的祖先认识自然规律的方法，虽然朴实无华，但是对认识自然界和人体都具有积极的影响。

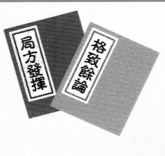

朱震亨的主要学术成就体现在《局方发挥》和《格致余论》中。《局方发挥》采用对答的形式，剖析指出当时滥用大辛大热药物之风的危害，起到了积极作用。朱震亨针对当时人们恣食肥甘厚味、放纵的生活习惯，撰成《格致余论》，提出"阳有余阴不足论"和"相火论"。

想一想

　　朱震亨33岁时，朝廷恢复科举制度。他曾参加过两次科举考试，但都没有考中。科举失败并没有使他灰心，他认为：要使德泽远播于四方，只有学医济人，才是最好的选择。当朱震亨成为专业医生的时候，已经40岁多了。同学们，请想一想是什么原因让朱震亨能不畏艰辛地拜师学习？对我们又有哪些启发呢？

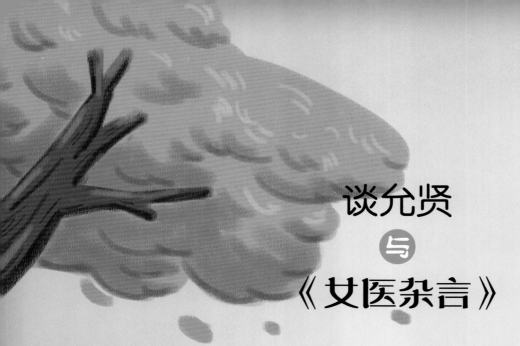

谈允贤
与
《女医杂言》

读一读

2016 年一部名为《女医·明妃传》的电视剧热播，该剧讲述了女医谈允贤因为对医学的痴迷和热爱，一路披荆斩棘，开创并建立女医制度，最终成为一代名医的故事。这个故事的原型便是我们今天要讲的谈允贤。

谈允贤，生于 1461 年，卒于 1556 年，明代人，出生于江苏无锡的一个医学世家，自幼秉承家学，德行高尚。谈允贤幼时聪慧，资质过人，她的祖母平日闲暇之余便悉心教导她医术。在祖母的引领下，十余岁的谈允贤便通读了诸多医学经典著作。这些经历使得允贤在思想方面不同于一般女子，对医学的痴迷激发了她济世救人的远大理想。

谈允贤婚后不久因为气血失调，所以开始自我诊治、试药，后来生下三女一子。以后每当子女有病，她都亲自为他们诊治。她的祖母去世前将一生所收集、编写的药方病理都传给了她。直至其祖母去世，她才真正在外行医。在封建社会，受到男女有别的束缚，很多女子生病后不愿请男医生诊治，因此常常贻误病情，谈允贤女医的名声使众多患病女子纷纷找她医治。而谈允贤也不负众望，每每获得奇效。

学一学

在读一读中我们讲了谈允贤婚后"气血失调"，为顺利生下孩子，她便自行用药调理身体，最终生下三女一子的故事。那么，何谓"气血失调"呢？简单地讲，气血是构成人体的最重要物质，健康的情况下，

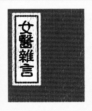

谈允贤50岁时，将祖母传授的医术和自己多年的临床经验总结撰写成《女医杂言》。书中采用追忆的形式，记录了31则医案，记载的患者均为女性，年龄最大的96岁，最小的6岁，病证多为妇科疾病，还涉及内、外、儿各科。书中可以看出谈允贤的医疗风格，体现了女性细腻平和的特点。

人体内的气血有足够的数量，并且处于正常流动的状态，周行输布于全身。但是，由于疾病的影响，气血的量与运动情况都会受到影响，人体也就如同机器的电力供应发生异常一样，疾病也就发生了。

想一想

在中医学的发展过程中，像谈允贤这样的女医可谓是凤毛麟角，这种现象不仅在医学界中存在，在很多行业中都是如此。同学们，想一想这个现象的主要原因是什么？你还知道哪些在中国历史上有名的"巾帼英雄"呢？

李时珍
与
《本草纲目》

李时珍（1518—1593），明朝人，出生于湖北蕲春，父亲李闻言是当时的名医。李时珍从小耳濡目染，对医学尤为热爱，20多岁时就已经在当地小有名气了。但是当时民间的医生地位低下，生活贫苦，因此李时珍的父亲不愿意他继承家学。

李时珍的学医之路，可以用"坎坷"两个字来形容。李时珍的父亲为他规划了"考科举，做大官"的人生之路。李时珍14岁时，在父亲的坚持和鼓励下他考中了秀才，但随后的几次考试均不顺利。当李时珍23岁时，他终于下定决心弃儒从医，专心医学，为向父亲表达自己立志学医的决心曾写下一首小诗：

身如逆水船，心比铁石坚。

望父全儿志，至死不怕难。

幼时对医学的向往一直指引着李时珍在医学的道路上不断探索，他在数十年阅读古代医学书籍的过程中，发现了医书中的很多错误，于是下定决心编写了之后举世闻名的《本草纲目》。在编写过程中，李时珍参考了800多部书籍，并且多次长途跋涉来到药材的原产地，足迹遍布现在的湖北、安徽、河北、江苏、河南、江西等地。在历经二十七年的亲身实践后，中药学巨著——《本草纲目》在1578年终于编写完成了。这一年，李时珍已经61岁高龄了。然而，李时珍并未就此满足，在随后的十年间，他先后3次对手稿进行了修改，这部汇集了中国古代药物学成就的书籍凝聚了李时珍毕生的心血。

学一学

五倍子在四川、湖南和陕西比较多见，同学们可以上网搜一搜它们的样子。它们其实是一种蚜虫的寄生卵。为了获得最完整的药材，采药人必须在夏末秋初的时候将外形完整的"果实"从树上摘下来，否则小蚜虫就会咬破卵壳从里面爬出来，而五倍子也就失去了药用价值了。

想一想

请同学们读一读下面这段《本草纲目》中有关"五倍子"的记载，思考一下"五倍子应该属于'木科'还是'虫科'呢？"

"虽知生于肤木之上，而不知其乃虫所造也……此木生丛林处者，五六月有小虫如蚁，食其汁，老则遗种，结小球于叶间……初起甚小，渐渐长坚，其大如拳，或小如菱，形状圆长不等。初时青绿，久则细黄，缀于枝叶，宛若结成。其壳坚脆，其中空虚，有细虫如蠛蠓。山人霜降前采取，蒸杀货之。否则虫必穿坏，而壳薄且腐矣。皮工造为百药煎，以染皂色，大为时用。他树亦有此虫球，不入药用，木性殊也。"

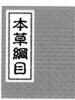

本草纲目

《本草纲目》载有1900多种药物，阐发了药物的性味、主治、用药法则、产地、形态、采集、炮制、方剂配伍等，并附药图1000余幅，字数达到170多万字。该书集我国16世纪之前药学成就之大成，被国外学者誉为中国的百科全书。

张锡纯
与
《医学衷中参西录》

读一读

张锡纯（公元 1860—1933 年），字寿甫，祖籍河北，近代著名医学家，主张中医与西医汇通。张锡纯出身于书香之家，少时涉猎经史子集，读书之暇跟随父亲学习医学，由于科举考试失利，遵照父命改学医学，上自《黄帝内经》等经典医书，下至历代名家著作，都烂熟于心。

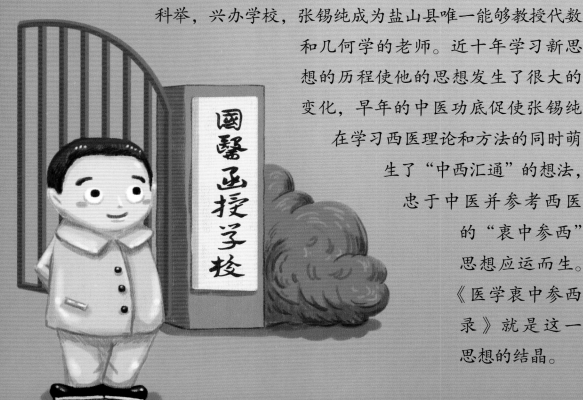

1893 年张锡纯开始接触西方文化，1904 年中国废科举，兴办学校，张锡纯成为盐山县唯一能够教授代数和几何学的老师。近十年学习新思想的历程使他的思想发生了很大的变化，早年的中医功底促使张锡纯在学习西医理论和方法的同时萌生了"中西汇通"的想法，忠于中医并参考西医的"衷中参西"思想应运而生。《医学衷中参西录》就是这一思想的结晶。

张锡纯作为我国近代医学界影响力较大的医学名家，对医学的教育非常关注，他在 1928 年定居天津时便创办了"国医函授学校"。他"凡事必实验而后知"的治学态度，冲破前人承袭旧论、抛弃崇古习气、接受近代实验科学的思想，对当时社会具有积极的影响。

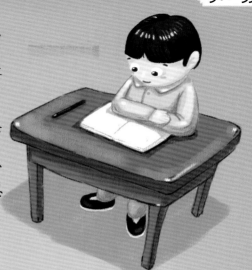

学一学

张锡纯的"衷中参西"思想非常符合与时俱进的要求，以中医为根本，参考西医学的优势，最终提升疾病的治疗效果，这种博采众长的做法非常值得提倡。时至今日，我们看到的中药与西药同用，针灸与手术方法联合治疗，都是中西汇通思想的体现。同学们，如果你们立志学医，这位学贯中西的医学名家——张锡纯的汇通古今、学贯中西的思想课要牢牢记在心中啊！

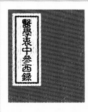

张锡纯在《医学衷中参西录》中，对于中医和西医原理难以互通的诸多问题进行了大量的探讨，比如阴阳五行说与自然科学，气化说与细胞说等。他反对空谈，注重实验。书中还记载了上千条医案，而且记载详细贴切。此外，他还用用药等诸多问题进行了论述。

想一想

张锡纯 33 岁时来到天津，因水土不服而腹泻，他给自己调制了一碗粥，用山药和大米熬烂即可，服后马上就觉得肚子舒服了。后来，张锡纯给这碗粥取名为"薯蓣粥"。不知道同学们有没有喝过"薯蓣粥"呢？喝的时候感觉如何呢？

医家医著学中医

图书在版编目（CIP）数据

医家医著学中医 / 王蕾主编 . —北京 : 中医古籍出版社 , 2018.6
（讲好中医故事 / 阚湘苓，李淳主编）

ISBN 978-7-5152-1688-1

Ⅰ . ①医… Ⅱ . ①王… Ⅲ . ①中国医药学—基本知识
Ⅳ . ① R2

中国版本图书馆 CIP 数据核字（2018）第 050397 号

责任编辑　王晓曼

封面设计　宝蕾元

出版发行　中医古籍出版社

社　　址　北京市东城区东直门内南小街 16 号（100700）

电　　话　010-64089446（总编室）　010-64002949（发行部）

网　　址　www.zhongyiguji.com.cn

印　　刷　中青印刷厂

开　　本　787×1092　1/16

印　　张　2.25

字　　数　27 千字

版　　次　2018 年 6 月第 1 版　2018 年 6 月第 1 次印刷

书　　号　ISBN 978-7-5152-1688-1

定　　价　29.80 元

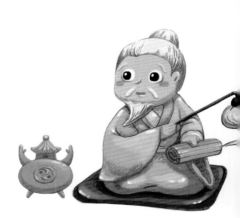